BEI GRIN MACHT SICH IHR WISSEN BEZAHLT

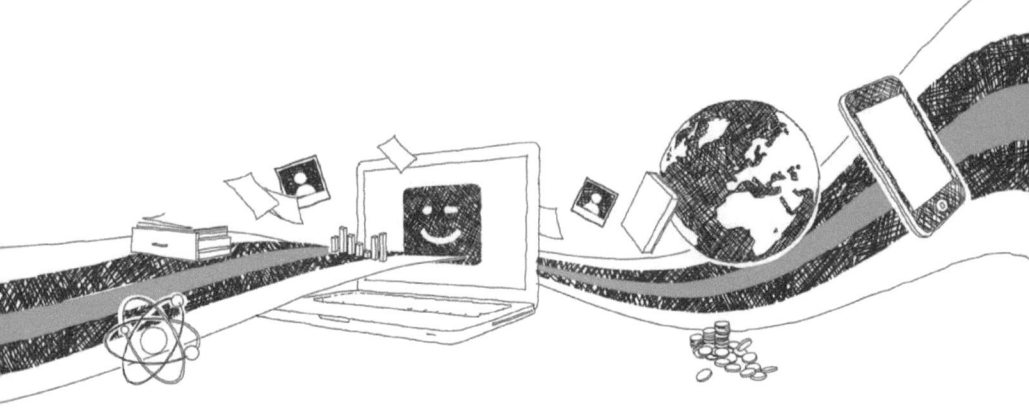

- Wir veröffentlichen Ihre Hausarbeit, Bachelor- und Masterarbeit

- Ihr eigenes eBook und Buch - weltweit in allen wichtigen Shops

- Verdienen Sie an jedem Verkauf

Jetzt bei www.GRIN.com hochladen und kostenlos publizieren

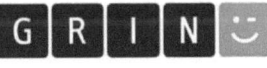

Bibliografische Information der Deutschen Nationalbibliothek:

Die Deutsche Bibliothek verzeichnet diese Publikation in der Deutschen National-
bibliografie; detaillierte bibliografische Daten sind im Internet über http://dnb.d-
nb.de/ abrufbar.

Impressum:

Copyright © 2011 GRIN Verlag, Open Publishing GmbH
Druck und Bindung: Books on Demand GmbH, Norderstedt Germany
ISBN: 978-3-668-05499-8

Dieses Buch bei GRIN:

http://www.grin.com/de/e-book/306679/die-medizinische-versorgung-eines-roemi-
schen-legionaers

Daniela Brandl

Die medizinische Versorgung eines römischen Legionärs

GRIN Verlag

GRIN - Your knowledge has value

Der GRIN Verlag publiziert seit 1998 wissenschaftliche Arbeiten von Studenten, Hochschullehrern und anderen Akademikern als eBook und gedrucktes Buch. Die Verlagswebsite www.grin.com ist die ideale Plattform zur Veröffentlichung von Hausarbeiten, Abschlussarbeiten, wissenschaftlichen Aufsätzen, Dissertationen und Fachbüchern.

Seminararbeit

Im W-Seminar

„Beiträge der römischen Antike zum Weltkulturerbestatus Regensburgs"

Medizinische Versorgung eines Legionärs

von

Daniela Jennifer Brandl

Abgabetermin: 08.11. 2011

Gliederung

A) Große Medici

460 v.Chr. wurde Hippokrates von Kos geboren. Damals ahnte noch niemand welche Bedeutung die Entdeckungen dieses Griechen noch gut 2300 Jahre nach seinem Tod hatten. Er hatte die Medizin wesentlich geprägt[1]. Denn zum einen galt er nicht nur als „Begründer der Medizin als Wissenschaft"[2], sondern gründete zudem noch eine Ärzteschule, welche sich anschließend immer weiter in diverse Strömungen aufspalteten[3] und dann auch in das römische Reich vordrangen[4].

Jedoch waren die Römer sehr skeptisch, denn nachdem sie durch die schmerzhaften Methoden des Archagathos verschreckt worden waren[5], vertrauten sie den eingewanderten Ärzten aus Griechenland nicht mehr[6]. Sie befürchteten, dass die Griechen sie ausrotten wollen[7].

Erst als Asklepiades von Prusa (124 – 60 v.Chr.)[8], ein äußerst begabter, griechischer Arzt, nach Rom kam und durch seine speziell auf die römischen Bürger abgestimmten Behandlungsmethoden[9] die letzten Gegner überzeugen konnte, wurde die griechische Medizin richtig akzeptiert[10].

Einer, der wichtigsten Ärzte war Galen von Pergamon (129 – 199 n.Chr.), er führte all das bis dahin bekannte medizinische Wissen von den verschiedenen Ärzteschulen zusammen. Und unter anderem schrieb er die Viersäftelehre der vier Lebenselemente (Blut, Schleim, schwarze Galle, gelbe Galle) von Hippokrates auf[11].

Natürlich waren das nicht die einzigen Mediziner in der Zeit, der Römer Celsus (25 v.Chr. - 50 n.Chr.) beispielsweise beschäftigte sich überwiegend mit dem Verfassen von wissenschaftlichen Schriftstücken, so war er mehr ein Arzt der Theorie[12]. So wie Dioskurides, ein griechischer Militärarzt[13], er hielt sein Wissen über Naturheilmittel in

---

[1] Künzl 20
[2] Künzl 21
[3] Künzl 21
[4] http://imperiumromanum.com/kultur/medizin/medizin_entwicklung_rom_01.htm
[5] http://de.flavii.de/index.php?flavii=wissen&wissen=zivil&zivil=medizin
[6] http://geschichtsverein-koengen.de/RoemMedizin.htm
[7] http://imperiumromanum.com/kultur/medizin/medizin_entwicklung_rom_01.htm
[8] http://de.wikipedia.org/wiki/Asklepiades_von_Bithynien
[9] http://www.medicus-romanus.de/Entwicklung.htm
[10] Künzl 26
[11] Künzl 21
[12] http://de.wikipedia.org/wiki/Aulus_Cornelius_Celsus
[13] Krause 91

materia medica fest[14]. Während Demokedes ein *medicus* war, der sehr erfolgreich praktizierte[15], er war „*der beste Arzt seiner Zeit*"[16].

B) Medizinische Versorgung eines Legionärs

Gewehre, wie das MG1 oder G82[17], Panzer und Hubschrauber[18], eine gesicherte, sehr gute medizinische Versorgung[19] sind für das heutige Militär selbstverständlich[20]. Die Römer waren von all dem nicht so weit entfernt wie vielleicht angenommen, sie hatten zwar keine motorisierten Kampffahrzeuge und Gewehre, aber dafür zeichneten sie sich im medizinischen Bereich durch große Fortschritte aus[21]. Sie ließen schon damals wie heute ihre verletzten Soldaten von ausgebildeten Ärzten in Lazaretten versorgen, die Zivilbevölkerung jedoch musste die Praxis eines Medikus aufsuchen[22].

I.) Verschiedene Ärzte in einem Lager und deren Ausbildung

Die Anzahl der Ärzte in einer Legion lässt sich nicht genau festlegen. Einigen Angaben zufolge wird aber vermutet, dass ein Arzt ca. 500 Mann versorgen musste - eine Legion demnach hätte dann ungefähr 10 *medici*. Aber die Aufgaben, welche für die medizinische Versorgung in einem Lager anfielen, wurden aufgeteilt[23].

1.) Medizinalpersonal

Innerhalb der Legion waren der *miles medicus*, der *medicus legionis* und der *medicus ordinarius legionis*, vermutlich ein praktischer Arzt, tätig[24]. Es wurde angenommen, dass der *miles medicus* und der *medicus ordinarius legionis* einfache Soldaten waren.

---

[14] http://www.madaus.de/Dioskurides.1232.0.html
[15] http://www.gottwein.de/graeca/lex/d_all01.php#Demokedes
[16] http://de.wikipedia.org/wiki/Pythagoreer
[17] http://de.wikipedia.org/wiki/Liste_der_Handwaffen_der_Bundeswehr
[18] http://de.wikipedia.org/wiki/United_States_Army#Fahrzeuge
[19] http://de.wikipedia.org/wiki/Zentraler_Sanit%C3%A4tsdienst_der_Bundeswehr
[20] http://de.wikipedia.org/wiki/Milit%C3%A4rgeschichte
[21] Krause 109ff
[22] Chirurgische Allgemeine 390ff
[23] Krause 41ff
[24] Krause 44ff

Diese Militärärzte mussten sich „auf allen Gebieten der Behandlung von alltäglichen Krankheiten bis zu Kampfverletzungen"[25] auskennen.

Weiterhin arbeitete ein Vertragsarzt im Lager, der aber, obwohl er kein Soldat war, keine munera civilia abgeben musste.

Es gab aber auch medici, die außerhalb der Legion in Städten und Dörfern lebten und dort die Verletzen versorgten, sie waren sog. zivile Notfallärzte[26].

Die capsarii (lat. capsa - Medizinalbehälter) und ihre Auszubildenden, die discentes capsariorum, waren Sanitäter[27] und Krankenpfleger[28], sie machten Balsame und „halfen beim Anlegen von Verbänden und Schienen"[29].

Außerdem gab es noch die marsi, sie waren allerdings nur in Afrika, denn sie sorgten sich ausschließlich „um Schlangen- und Skorpionbisse"[30].

Neben den Ärzten gab es aber noch weiteres Personal. So waren für die Verwaltung und Instandhaltung der Lazarette der optio valetudinarii[31] und der tribuni militum verantwortlich. Ersterer leitete, die anderen kontrollierten das Krankenhaus[32]. Zusätzlich war ein librarius valetudinarii angestellt, er war der Buchführer, der die Krankenakten führte.[33]

Der praefectus castrorum[34] kümmerte sich zusammen mit den pecuarii um die Organisation und die Beschaffung für die Behandlung notwendigen Instrumente und Verbandsmaterialien. Eine weitere Aufgabe des pecuarius war u.a. die Überführung von Verwundeten[35].

Darüber hinaus kümmerte sich ein veterinarius, ein Tierarzt um „die Versorgung des Transportviehs"[36], vor allem um die Pferde, denn diese waren als Reittiere von außerordentlicher Wichtigkeit[37].

---

[25] Krause 63
[26] Krause 48ff
[27] Krause 51
[28] Watermann 56
[29] Krause 51
[30] Krause 53
[31] Watermann 69
[32] Krause 43
[33] Krause 53
[34] Krause 43
[35] Krause 53
[36] Krause 49
[37] Krause 49

2.) Ausbildung

Über die Ausbildung eines Arztes zur Zeit der Römer ist sehr wenig bekannt. Zuerst war es Aufgabe der Familie das medizinische Wissen weiter zu geben, denn ein vom römischen Staat unterstütztes Studium und Prüfungen gab es nicht. Somit konnte jeder, der wollte, sich als *medicus* ausgeben, was dazu führte, dass viele Ungebildete diesen Beruf ausübten.

Erst durch den hippokratischen Eid verbesserte sich die Situation. Man schloss sich einer der damaligen Ärzteschulen an und erlangte sein Wissen[38] durch *„praktische Erfahrungen"*[39], sowie durch Lesen wissenschaftlicher Arbeiten, und durch die Teilnahme an Vorlesungen von Galen und anderen angesehenen Ärzten. Die Ausbildungsdauer ist nicht genau festgelegt, vermutet wird ein Zeitraum zwischen 6 Monaten und 6 Jahren. Das bedeute auch großes Ansehen für den Medikus, denn je länger man studierte, umso besser musste man sein[40]. Nicht Rom war der Mittelpunkt, sondern Pergamon und Alexandria waren Bildungszentren. Als dann Kaiser Septimius Severus[41] die Approbation einführte, wurden die Regelungen verschärft und es mussten Prüfungen abgelegt werden, ansonsten wurde die Zulassung zur Berufsausübung als Arzt entzogen.

Das Militär verpflichtete entweder bereits ausgebildete Mediziner oder bildete ihre Soldaten selbst zum *medicus* aus[42], schließlich benötigte das Heer die Ärzte für die dringende medizinische Versorgung ihre Verletzen[43]. Hinzukommt, dass man sich beim Studium der Medizin im Militär das „Lehrgeld" sparte, welches man für die Ausbildung bei einem angesehenen Medikus zahlte. Da das Heer in den verschiedensten klimatischen Gebieten stationiert war, mussten sich die Ärzte dort mit allen möglichen, alltäglichen Erkrankungen und deren Behandlungen auseinandersetzten, weil die Römer eine leistungsstarke Armee brauchten[44].

---

[38] Krause 55
[39] Krause 55
[40] Krause 55ff
[41] http://imperiumromanum.com/personen/kaiser/septimiusseverus_01.htm
[42] Krause 56ff
[43] Chirurgische Allgemeine 392
[44] Krause 57

II.) Medizinische Versorgung

Hochkulturen, wie die Ägypter und Griechen waren den Römern im medizinischen Bereich ein Vorbild[45]. Trotz der großen Skepsis gegenüber der griechischen Medizin, nahmen die Römer das Wissen der Hellenen sehr gerne an, welches für die medizinische Behandlung der Legionäre notwendig war[46], denn *„gut ausgebildete Soldaten waren ein wertvolles Gut, in deren Gesundheit es sich zu investieren lohnte"*[47].

1.) Typische Verletzungen und Verluste

Nebenstehende Abbildung (von 1517) zeigt den „Wundenmann", dessen Verletzungen, den der römischen Soldaten während des Krieges, bis auf die Schussverletzungen ähnelten. Aus Celsus *„de medicina"* lassen sich die wenigen Informationen über die weiteren Verwundungen, die Krankheitsbefunde und deren Behandlungsmöglichkeiten herauslesen[48].

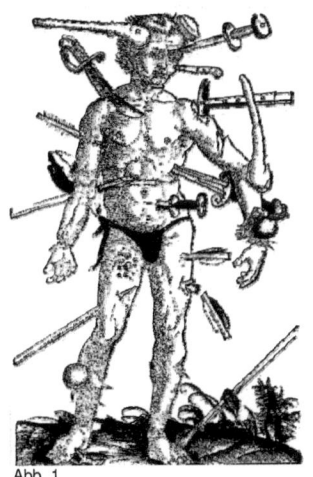

Abb. 1

---

[45] Chirurgische Allgemeine 392
[46] Aßkamp 185
[47] Chirurgische Allgemeine 392
[48] Krause 61

7

Krause meint, dass die Rekruten vor allem durch Schwerter, Lanzen, Wurfwaffen und Pfeile an Rumpf (54%), Kopf (21%), Hals (11%) und an den oberen und unteren Extremitäten (7%) verwundet wurden, um sie möglichst schnell vom kriegerischen Geschehen auszuschließen[49]. Oft reichte dann auch ein Stoß auf Nacken oder Hinterkopf aus, um die bereits Schutzlosen zu töten[50]. Nur der Hals konnte trotz einer optimierten Rüstung nicht ausreichend bedeckt werden. Denn ihn bestmöglich zu schützen ohne die Mobilität einzuschränken, war nicht realisierbar, und so kam es häufig, wenn dieser getroffen wurde, zu Lähmungen oder der Soldat verblutete[51]. Ein weiteres, sehr großes Problem war der Wunderstarrkrampf *„nach einer offenen Verwundung oder Verletzung"*[52]. Gegen diese lebensbedrohliche Infektionskrankheit[53] gab es nicht viele Heilmittel, so versuchte man beispielsweise durch eine bestimmte Körperposition oder durch Wärme eine Linderung herbeizuführen. Ein Heilmittel war Opium, es entspannte die Nerven und den Patienten. Weitere Medikamente existieren nicht, zur Vorbeugung konnte lediglich die Wunde ausgebrannt werden[54].

Die Aufzeichnung über die zahlreichen Verletzungen und deren Behandlungsmethoden waren oft sehr spärlich, so waren auch die Angaben über die Verluste und Verwundeten meist fehlerhaft. Denn die Anzahl der Toten von den unterlegenen, gegnerischen Truppen wurden oft maßlos übertrieben[55], um den Sieg noch mehr hervorzuheben, diesen Zahlen schenkt man keine Aufmerksamkeit. Es gab allerdings Überlieferungen, die glaubwürdig erschienen, wie in der Schlacht zwischen Römern und den letztendlich besiegten Kelten[56].

---

[49] Krause 62
[50] Junkelmann 250
[51] Krause62
[52] Watermann 187
[53] http://de.wikipedia.org/wiki/Tetanus
[54] Watermann 187ff
[55] Krause 61ff
[56] Junkelmann 249ff

	Römer Stärke 20 000 Mann	Kelten Stärke 20 000 Mann
Gefallene (auf der Stelle Getötete)	200 Mann	3500 Mann
Tödlich Verwundete	200 Mann	800 Mann
Verwundete, die überleben, aber auf Dauer kampfunfähig bleiben (Verkrüppelte)	300 Mann	100 Mann
Verwundete, die voll wiederhergestellt werden können	1400 Mann	800 Mann (davon die Hälfte gefangen)
Unverwundete Gefangene (versklavt)	-	2000 Mann
Total	2100 Mann	7200 Mann
davon Tote	400 Mann	4300 Mann

Diese Auseinandersetzung fand auf einem vergleichsweise kleinen Gebiet von einer Größe von ca. 3km² statt, auf der dann ungefähr 4000 Tote und 3000 Verletzte lagen. Die Versorgung der Legionäre war jedoch nicht immer gewährleistet, da auf einen *medicus*, bei 1700 Verwundeten des römischen Heers, 57 Soldaten kamen, die er zu verarzten hatte[57].

Nach einer Schlacht konnten sich die Mediziner wieder *„den alltäglichen Krankheiten und Verletzungen"* widmen, *„die u.a. auch mit Heilmitteln behandelt werden konnten"*[58].

2.) Instrumentarium

„Alle Instrumente aber sollen, handlich an Größe, Schwere und Feinheit, zum Gebrauch vorhanden sein..."[59]

Es gab eine Vielzahl an Instrumenten in der Praxis eines Arztes, doch bisher wurden nur wenige entdeckt. Zum einen, weil kleinere medizinische Werkzeuge in die Fugen des Fußbodens fielen und nicht mehr gefunden wurden, oder zum anderen, weil einige Instrumente, nicht als chirurgische Hilfsmittel identifiziert werden, denn manche Werkzeuge wurden auch in der Kosmetik oder in der Malerei verwendet. Trotz der geringen

---

[57] Krause 63
[58] Krause 63
[59] Krause 64

Funde lässt die große Anzahl an verschiedenen Instrumenten vermuten, dass die Militärärzte ein sehr breitgefächertes Wissen hatten[60].

a.) Herstellung und Material

Über die Herstellung wissen wir noch sehr wenig, allerdings muss es Werkstätten gegeben haben, die sich auf die Anfertigung der medizinischen Instrumente konzentriert haben. Jedoch wird auch eine lagerinterne Produktion vermutet, um in Notsituationen genügend Instrumente zur Verfügung zu haben, eine solch eine Werkstatt fand man im Lager *Vindonissa*[61] in der Schweiz[62].

Die meisten Instrumente waren aus Kupferlegierungen, wie Bronze und Messing[63]. Zudem verwendeten sie Blei und Eisen[64], welches aber schnell rostete[65]. Rohstoffe wie Glas, Elfenbein und Holz nahmen sie ebenfalls zur Herstellung medizinischer Werkzeuge her[66].

b.) Verschiedene Instrumente

- **Brenneisen** (*cauter*)
  Durch Ausbrennen der Wunde wurde der Blutverlust gestoppt. Es wurden aber „*auch Skalpellklingen oder Sonden*"[67] dafür verwendet. Die Kautere gab es in allen Formen, spitz, eckig, rund oder sichelförmig und bestanden überwiegend aus Eisen[68].

- **Haken** (*hamus*)
  Oft auch Wundhaken genannt, wurde verwendet, „*um eine Wunde offen zu halten, um sie gründlich zu reinigen oder auch operative Eingriffe zu ermöglichen*"[69]. Es gab zwei verschiedene Typen von Haken, die spitzen wurden in die

---

[60] Krause 64ff
[61] Krause 67
[62] Krause 101
[63] Krause 67
[64] Krug 76
[65] Krause 67
[66] Krug 76
[67] Krause 68
[68] Krug 92
[69] Krause 69

Haut eingebohrt, um diese zu halten. Muskelstränge[70] oder Wundränder konnten mit dem stumpfen Wundhaken, der *„breit und flächig"*[71] war, fixiert werden[72].

- **Knochenmeißel** (*scalper*)
  Mit einem Hammer wurde auf den Knochenmeißel geschlagen, um Knochensplitter oder Geschwüre zu entfernen. Sie waren meist aus Eisen hergestellt[73].

- **Nadeln** (*acus*)
  Mit gekrümmten Nadeln und *„Leinen- oder Wollfäden"*[74] wurden offene Wunden oder Einschnitte wieder zugenäht. Gerade Nadeln wurden zum Vernähen von Textilien und Verbänden verwendet. Für die Behandlung des grauen Stars gab es spezielle Nadeln, die sog. Starnadeln[75]. Mit einer sehr feinen und spitzen Nadel wurde die getrübte Linse auf den Boden des Augapfels gedrückt, dadurch konnte das Licht ungehindert auf die Netzhaut fallen und der Patient konnte wieder sehen, wenn auch etwas unscharf[76].

- **Pinzetten** (*volsella*)
  Sie dienten in erster Linie zur Haarentfernung[77]. Im chirurgischen Bereich wurden mithilfe der verlängerten Finger vor allem kleine Knochensplitter aus dem Gewebe entfernt[78].

- **Säge** (*serrula*)
  Zur Amputation von schwer verletzten Gliedmaßen wurde die Säge verwendet. Allerdings war die Überlebenschance nach solch einer Operation eher gering, da sehr viel Blut verloren wurde[79].

- **Schröpfköpfe** (*cucurbitula*)
  Der Schröpfkopf hatte die Form einer Glocke und war innen hohl. Für eine bessere Durchblutung wurde dieser erwärmt und auf die Haut gedrückt. Die Temperatur im Inneren kühlte ab und zog sich zusammen, dadurch entstand ein Unterdruck, der die Durchblutung anregen sollte[80].

---

[70] Krause 69
[71] Krug 86
[72] Krug 86
[73] Krause 70
[74] Krug 86
[75] Krause 72
[76] Krug 86
[77] Krug 88
[78] Krause 74
[79] Krause 75
[80] Krause 76

- **Skalpelle** (*scalpellus*)

  Sie waren *„die eigentlichen Operationsmesser"*[81], so wurde Gewebe mithilfe eines Skalpells aufgeschnitten. Die Klingen waren einschneidig und austauschbar. Es gab breite und schmale Eisenklingen[82].

- **Sonden** (*specillum*)

  Das lateinische Wort *„specillum"* konnte man mit „Spiegelchen" übersetzen, was auch gleich Aufschluss über die Aufgabe dieses Instrumentes gibt[83]. Sie waren die *„verlängerten Finger des Arztes"*[84], denn mit Sonden untersuchte man Körperöffnungen und offene Verletzungen. Sie bestanden meist aus Bronze[85]. Mit der Spatelsonde, genauso wie mit der Löffelsonde verteilte man beispielsweise Salben oder andere Verbandstoffe auf der Wunde. Die Ohrsonde half beim Reinigen des Ohrs oder zum Entfernen von Fremdkörpern. Wurden Sonden erhitzt, konnte man mit ihnen Wunden ausbrennen[86].

- **Trepanationsinstrumente**

  Befand sich im Gehirn ein Pfeil, wurde die Trepanation durchgeführt. Zuerst säuberte man die Stelle und sägte mit einer Trepanier- oder Stielsäge ein Stück herraus[87]. Bei Verletzungen des Knochens oder bei Blutgerinnsel wurde in die Schädeldecke mit einem Trepan (lat. *modiolus*), ein Hohlbohrer[88] *„mit sägezahnartigen Rändern"*[89], ein Loch gebohrt, verschlossen wurde das Loch mit Metallplatten[90]. Trotz des enormen Risikos, verlief diese Operation meist erfolgreich[91].

- **Zangen** (*forceps*)

  Zangen *„besitzen zwei gekreuzte, durch ein Scharnier zusammengehaltene Arme"*[92] und bestanden meistens aus Eisen. Eine spezielle Form war die Wundzange oder Knochenzange, mit ihr konnte man[93] *„um die Ecke"*[94] arbeiten

---

[81] Heinz 45
[82] Krause 77
[83] Heinz 43
[84] Krause 78
[85] Heinz 43
[86] Krause 79ff
[87] Krause 81
[88] Heinz 47
[89] Krause 82
[90] Heinz 47
[91] Krause 81
[92] Krause 82
[93] Krause 82ff
[94] Krug 90

und Knochenteile, Pfeilspitzen oder andere Fremdkörper aus der Wunde entfernen[95].

3.) Wundtherapie

Galen kannte 108 unterschiedliche Wundverbände, was zeigte, dass die Wundtherapie damals schon weit entwickelt war[96]. Zur Desinfektion von Wunden benutzen die Römer Honig und Wein[97], das Produkt der Bienen hatte zusätzlich eine entzündungshemmende Wirkung[98]. Den Blutverlust stoppten sie durch eine Auflage aus Spinnweben[99] oder eine Auflage mit Essig oder Alaun. Mit Baldrian, Myrrhe und Weihrauch versorgte man eitrige Wunden[100]. Handelte es sich um eine offene Verletzung nahmen die Ärzte als Wundauflage oft Baumbast und Blätter her, um diese zu verbinden, verwendeten sie Leinentücher[101].

4.) Prothesen

Handprothesen, die sich nur durch die Gedanken steuern lassen[102], hat es natürlich nicht gegeben, doch aber beschäftigten sich die Ärzte schon damals damit, fehlende Körperteile zu ersetzen. Wurde ein Soldat an Nase, Ohren oder Lippen mutiliert, so versuchte man durch eine Hautverpflanzung zu helfen, wurden aber die Augen verletzt, sodass das Sehvermögen verloren wurde, konnten sie durch keine künstliche Prothese ersetzt werden, sie waren irreversibel geschädigt. Hingegen wurden im Krieg verlorene Gliedmaßen durch Prothesen ersetzt, die meist aus Holz bestanden und zur Stabilisierung mit Bronze überzogen wurden. Der Nutzen solcher Hilfsmittel ist allerdings fraglich, da die Mobilität größtenteils eingeschränkt war[103]. Oft auch wurde nur *„um den Stumpf ... ein ausgepolstertes Ledersäckchen gebunden"*[104].

---

[95] Krause 83
[96] http://www.umm.de/3203.0.html?PHPSESSID=k0qvgd5q1ucs0g385je8ni9nmgncm5fp
[97] Matthäus 42
[98] http://www.bienenschade.de/Honig/apitherapie.htm
[99] http://www.umm.de/3203.0.html?PHPSESSID=k0qvgd5q1ucs0g385je8ni9nmgncm5fp
[100] Matthäus 42
[101] Krause 91
[102] http://www.dw-world.de/dw/article/0,,5498784,00.html
[103] Krug 101ff
[104] Krug 103

5.) Naturheilmittel

„Medicus curat, natura sanat – Der Arzt behandelt, die Natur heilt." [105]

a. Narkose

Da man sehr wenige Kenntnisse über die innere Anatomie des Menschen besaß, wurde es vermieden Operationen durchzuführen, die die Eingeweide betrafen. Doch es gab Ausnahmen wie den Blasenschnitt, Trepanationen oder die Pfeilverletzung[106]. Um die chirurgischen Eingriffe deshalb so erträglich wie nur möglich zu machen, wurden den Patienten Mittel zur Schmerzlinderung verabreicht. Solche Betäubungsmittel waren Bilsenkraut, Stechapfel, Mandragora[107] und Schlafmohnsamen[108], *„um berauschende Zustände herbeizuführen und den Schmerz zu lindern."* [109]

---

[105] http://www.medicus-romanus.de/Kunst.htm
[106] Künzl 71
[107] Krause 98
[108] Künzel 72
[109] Krause 98

b. Weitere Naturheilmittel

Deutsche Bedeutung	Lateinische Bedeutung	Wirkung gegen	Effekt
Anis	anisum	Schmerzen, Blähungen, Durchfall	durststillend, erwärmend
Basilikum	ocimum	Verstopfung, Lungenentzündung	
Bilsenkraut	hyoscyamus niger	Schmerzen, Entzündungen, Fieber	
Bockshornklee	trigonella foenum graecum	Geschwülste, Entzündungen	leichterer Stuhlgang
Dill	anetum	Blähungen, leichte Übelkeit, Gelenkschmerzen, Wechselfieber (als Öl)	harntreibend
Eisenkraut	verbena officinalis	Schlangenbisse (mit Wein), Ödeme, Geschwüre, Entzündungen	
Fenchel	feniculum	Nieren- und Blasenbeschwerden, Sodbrennen	stärkere Augen
Gemeines Johanniskraut	hypericum perforatum	Brandwunden, Ischias (mit Honigwasser verdünnt)	
Koriander	coriandrum sativum	Geschwüre, brennende Entzündungen (mit Essig/ Rosenöl als Salbe)	kühlend
Mastix (Harz)	pistacia lentiscus	Mundgeruch	Verbesserung des Atems
Myrrhe	commiphora molmol	Entzündungen, Verdauungsstörungen	
Tausendgüldenkraut	centaurium umbellatum	Entzündungen	eine Wundsalbe
Thymian	thymus serpyllum	Krämpfe, Leberanschwellungen, Schlangenbisse, Kopfschmerzen	

6.) Balneum

Einige Valetudinarien hatten eine eigene Badeanlage, wie zum Beispiel das Lazarett in der Nähe von Xanten[110], denn mittlerweile waren Thermen zu einem wichtigen Bestandteil des Lagers geworden[111] Die Römer badeten hauptsächlich von mittags bis abends, so waren die Warmwasser-Räume des *balneum* unter anderem auch wegen den Windrichtungen und der Sonne meistens südlich ausgerichtet[112]. Lag die Badeanlage außerhalb des Kastells, so konnte sie auch von den Verwandten, vor allem von den Ehefrauen genutzt werden. Die militärischen Thermen waren aber eher klein, und somit konnten nicht alle Legionäre eines Lagers das Bad täglich nutzen. Zur normalen Körperpflege dienten Brunnen oder Flüsse[113]. Die Aufgabe einer Therme war insbesondere die Gesunderhaltung der Soldaten[114]. *„So nutzte man das Prinzip des raschen Wechsels von warm und kalt mit seiner belebenden und stärkenden Wirkung auf Kreislauf und Muskulatur."*[115]

Der Aufbau des Badehauses war so gestaltet, dass die räumliche Reihenfolge der Anwendungsreihenfolge der einzelnen Baderäume entsprach.

- **Apodyterium** (Ankleideraum)
  Der Eingangsraum, hier konnten die Badegäste ihre Kleider ablegen, die vom eigenen Sklaven oder vom *capsarius*, gegen eine Gebühr, bewacht wurden[116]. *„An den Wänden liefen oft Sitzbänke entlang, die seiner Bequemlichkeit beim Auskleiden dienten."*[117]
- **Frigidarium** (Kaltbaderaum)
  Aufgrund der großen Höhe des Raums war das Frigidarium der zentrale Punkt der Therme. Nach körperlicher Anstrengung wurde hier der Körper durch kalte Güsse belebt.
- **Tepidarium** (Lauwarmraum)

---

[110] Chirurgische Allgemeine 392
[111] Watermann 179
[112] Watermann 176
[113] Watermann 186
[114] Watermann 175
[115] Seitz 356
[116] Weber 54ff
[117] Weber 55

16

Ein kleiner, lauwarmer Raum als Verbindung zwischen Kaltbade- und Heißluft-raum. Meistens ohne Badebecken, aber dafür oft auch als *unctorium* genutzt.

- **Caldarium** (Heißluftraum)

    Durch die Ausrichtung des Caldariums nach Süden und die Hypokausten (griech. *hypokauston* - von unten heizen), also die Warmluftheizung, war eine Temperatur von 50-60°C in diesem Raum möglich. Die Badenden mussten Schuhe aus Holz tragen, um sich von der Hitze des Bodes zu schützen, denn hier war es am wärmsten. In den *alvei* (Heißwasserwannen) badeten die Solda-ten in heißem Wasser, erfrischen konnten sie sich am Labrum, eine Kaltwas-serschüssel. Weil aus dieser Schale das Wasser überlief, wurde der heiße Bo-den abgekühlt und der dadurch entstandene Wasserdampf ließ die Luftfeuch-tigkeit noch mehr ansteigen[118].

- **Laconium - Sudatorium** (Schwitzraum)

    Das Laconium war ein *"trocken heißes Schwitzbad"*[119], das ein rundes Gewölbe mit einer Dachöffnung hatte. Mithilfe einer herunterhängenden Kette ließ sich diese öffnen, wodurch man die Temperatur im Bad regulieren konnte. Statt Hy-pokausten war in der Mitte ein Kohleofen, der den Raum erhitzte. Durch den kreisförmigen Bau des Laconiums konnte sich die Wärme optimal verteilen, die Nischen ermöglichten dem Badenden der Hitze für einen Augenblick zu entwei-chen.

    Die Sudatoria waren die übrigen Schwitzräume[120].

- **Unctorium – Destrictarium** (Salbraum)

    Waren zwei Räume zur Verfügung, konnten die Soldaten ihre verschwitzen Körper im Destrictarium reinigen, und danach wurden sie im Unctorium (lat. *un-gere* - salben) von den aliptes und iatraliptes[121], den Masseuren[122] gesalbt und medizinisch behandelt[123].

- **Arztpraxen**

    Die Funde medizinischer Instrumente lassen darauf schließen, dass es in den Badeanlagen auch Arztpraxen gegeben hatte, dort wurden dann Operationen durchgeführt[124].

---

[118] Weber 55ff
[119] Weber 59
[120] Weber 59ff
[121] Weber 61
[122] http://de.pons.eu/latein-deutsch/aliptes
[123] Weber 61
[124] Weber 62

7.) Valetudinarium

Der lateinische Begriff „*valetudinarium*" leitet sich vom lateinischen „*valetudo*" ab und bedeutet so viel wie „Gesundheitszustand", „Krankheit"[125]. Es handelt sich also im weitesten Sinne um ein Militärkrankenhaus. Anfangs jedoch sollte es nur ein Rückzugsort für „*kranke oder auch nur überanstrengte Sklaven*" sein. Schließlich gehörten die Sklaven zur Hausgemeinschaft (*familia*) und eine gesittete Behandlung war auch im Sinne des Gutsverwalters, denn nur gesunde Diener können eine gute Arbeit verrichten[126].

Allerdings wurden aufgrund der Expansionspolitik des römischen Reiches immer mehr Soldaten benötigt, welche bei Auseinandersetzungen mit den Gegnern verwundet wurden. Zuerst wurden sie in den nächstgelegenen römischen Städten zur Genesung zurückgelassen. Befanden sich die Truppen hingegen außerhalb ihres bereits besetzten Territoriums, brauchten sie eine andere Möglichkeit, um sich um ihre verletzten Soldaten zu kümmern[127]. Und so kam es zum Bau von Krankenstationen innerhalb eines Legionslagers.

Das älteste römische Lazarett wurde in Haltern im Jahr 9 n. Chr. erbaut[128]. Diesem Grundriss ähneln auch die 11 weiteren Lazarette, beispielsweise Bonn (*Bonna*) in Deutschland, Steklen (*Novae*) in Bulgarien und Altofen (*Aquincum*) in Ungarn, die bis heute in Europa gefunden wurden. Durch Funde verschiedenster medizinischer Instrumente[129] und einen Lagerraum für Heilkräuter[130] konnte auch der Standort eines Lazaretts innerhalb des Lagers relativ einfach lokalisiert werden. Denn pro Lager gibt es jeweils nur ein *valetudinarium*. Dies befand sich entweder im vorderen (*praetentura*) oder im hinteren Teil (*retentura*) des Lagers, damit „*den Verwundeten und Verletzen die nötige Ruhe zukam, die sie für eine schnelle Genesung*"[131] brauchten. Aufschlussreich waren vor allem die Ausgrabungen von chirurgischen Werkzeugen in den Bädern, die meist direkt neben dem Militärhospital gebaut wurden, denn dies bestätige die Bedeutung der Thermen während der ärztlichen Behandlung[132].

---

[125] http://de.wikipedia.org/wiki/Geschichte_des_Krankenhauses
[126] Krug 207
[127] Krause 100
[128] Künzl 29
[129] Krause 100ff
[130] Krug 206
[131] Krause 103
[132] Krause 100ff

Die Architektur eines römischen Lazaretts war fast immer der gleiche, ein einstöckiger[133], rechteckiger bis quadratischer Grundriss, der entweder aus Holz und Erde oder aus Stein gebaut war. Betreten wurde das Militärkrankenhaus durch eine *porticus*, dahinter folgten ein großer Querraum und ein zusätzliches Zimmer, in welchem die schwierigen Operationen gleich durchgeführt wurden[134]. Mittelpunkt des *valetudinariums* war der Innenhof, denn hier versammelten sich die Verletzen, um ihren Zimmern zugeteilt zu werden[135]. An der Außenseite befanden sich die *„paarweise angelegten Krankenzimmer"*[136], um diese möglichst gut mithilfe von Fenstern[137] zu beleuchten und zu belüften[138]. Die Kammern waren an einen Hauptkorridor angeschlossen, der das ganze Gebäude durchzog.

Jedes Zimmer (zwischen 12 und 25m^2)[139] wurde in 3 Teile aufgeteilt. Links und rechts lagen jeweils die Patienten, um vor Zugluft geschützt zu sein. An den Eingang der Kammer schloss sich ein Vorraum an - genutzt als zusätzlicher Stauraum von Geräten[140]. Krause verweist auch auf die   planmäßige Versorgung von knapp 4% der Legion, was sich anhand der Annahme von 4 - Bettzimmern erschließen lässt[141].

III.) Schlussbetrachtung

Zusammengefasst lässt sich sagen, dass trotz einiger Forschungserkenntnisse, noch viele Unklarheiten bestehen[142]. Beispielsweise wissen wir fast nichts über die Ausbildung der Mediziner[143] und deren tatsächliches Wissen. Sie waren Experten im Bereich der Kriegsmedizin, ihnen waren aber auch die Symptome verschiedener anderer Beschwerden, wie Augenleiden oder Zahnschmerzen, bekannt. Und da in vielen Gegenden der äußersten Provinzen des römischen Reiches die dort vorkommenden Krank-

---

[133] Künzl 29
[134] Krause 101ff
[135] Künzl 29
[136] Krause 101
[137] Krause 102
[138] Krug 206
[139] Krause101
[140] Künzl 29
[141] Krause 101
[142] Krause 110
[143] Krause 55

heiten noch nicht ausreichend genug erforscht worden waren, mussten sich die Militär-ärzte in allen Teilgebieten der Medizin auskennen[144].

Bevor es Lazarette gab, mussten die Kranken in die Praxis des Arztes kommen, um dort behandelt zu werden[145]. Doch mit der Zeit merkten die Römer, *„dass es organisatorisch wie medizinisch sinnvoller und effektiver war, Kranke an einem Ort zu behandeln und gesund zu pflegen."*[146] Für die Versorgung der breiten Bevölkerung bauten sie Krankenhäuser, deren Grundrisse heute noch üblich sind:

> *„Die Römer haben ... das korridororientierte Zweckgebäude und damit eine Grundform des Bürogebäudes erfunden, welches unsere Architekturvorstellungen noch heute prägt."*[147]

Aber nicht nur die Bauform blieb bis in die Neuzeit erhalten, so sind auch die Grundformen der medizinischen Werkzeuge heute noch gebräuchlich und vor allem das Wissen über die Heilkräuter wurde dank einiger Medizinschriftsteller, durch das Mittelalter hindurch, an uns weitergegeben.

Und deswegen sind hier weitere Forschungen erforderlich, um das vergessene, verlorenere oder noch nicht entdeckte Wissen der alten Römer und Griechen wieder zu finden, das unsere sehr fortschrittliche Medizin vielleicht noch um einiges bereichern könnte[148].

---

[144] Krause 110
[145] Chirurgische Allgemeine 391
[146] Krause 110
[147] Künzl 29
[148] Krause 110

C) Grey´s Anatomy

Das Thema für meine Seminararbeit entstand zufällig beim Fernsehen.

„Wir sind Ärzte geworden, weil wir Menschenleben retten wollen. Wir sind Ärzte geworden, weil wir Gutes tun wollen"[149]*, denn „die meisten Chirurgen antworten auf die Frage, warum Sie Chirurgen geworden sind dasselbe. Wegen des High seins, des Adrenalienstoßes. Es geht um den Nervenkitzel bei einer OP, wenn man versucht Leben zu retten. Meine Antwort wäre anders, vielleicht weil ich"*[150] *diese permanente Aufregung schon von zuhause kenne. „Die Stille der Chirurgie hat mich angezogen. Der OP ist ein Ort der Stille, des Friedens."*[151]

Ich möchte Ärztin werden, weil ich anderen Menschen durch meine Arbeit helfen will, sie bei den ersten Schritten eines Neuanfangs nach einer schlimmen Krankheit oder eines tragischen Unfalls unterstützen möchte. Ich möchte Ärztin werden, weil ich stundenlanges Lernen mit Freude hinnehmen würde, für ein Lächeln eines Kindes, wenn es wieder gesund ist. Ich möchte Ärztin werden, weil ich mich mit Derek Shepherds Antwort, ein Arzt von der weltweit bekannten Krankenhausserie *„Grey´s Anatomy"*[152], auf die Frage warum er Chirurg geworden ist, identifizieren kann. Und ohne diese Serie wäre ich vermutlich nicht auf das Thema meiner Seminararbeit gekommen.

All unser Wissen im Bereich Medizin, welches auch für diese Fernsehserie wichtig ist, haben wir vor allem Hippokrates und den anderen Ärzten wie Galen, Celsus[153] und Asklepiades[154] zu verdanken. Denn sie haben vor rund zwei Jahrtausenden angefangen ihre Behandlungsmethoden schriftlich festzuhalten und zu praktizieren[155].

---

[149] http://www.greysanatomy-news.de/cast/monologe/monologe-staffel-4.htm (IV.09 – Ein schwarzer Tag)
[150] http://www.greysanatomy-news.de/cast/monologe/monologe-staffel-6.html (VI.07 – Ein Moment des Friedens)
[151] http://www.greysanatomy-news.de/cast/monologe/monologe-staffel-6.html (VI.07 – Ein Moment des Friedens)
[152] http://www.greys-anatomy.com/derek.html
[153] http://www.medicus-romanus.de/Medici.html
[154] http://imperiumromanum.com/kultur/medizin/medizin_entwicklung_rom_01.htm
[155] http://www.medicus-romanus.de/Medici.html

C) Abbildungsverzeichnis

- Abb. 1   http://www.physiologus.de/wundenman.htm

D) Quellenverzeichnis

Sekundärliteratur

- Aßkamp, Rudolf, Die römische Okkupation nördlich der Alpen zur Zeit des Augustus, Münster 1991
- Heinz, Werner, Baden, Salben und Heilen in der römischen Antike, aus: Augster Museumshefte 13, Augst 1993
- Junkelmann, Marcus, Die Legionen des Augustus, Mainz am Rhein 1986
- Krause, Olaf, Der Arzt und sein Instrumentarium in der römischen Legion, Remshalden 2009
- Krug, Antje, Heilkunst und Heilkult. Medizin in der Antike, München ^{2}1993
- Künzl, Ernst, Das römische Lazarett - das erste echte Krankenhaus der Geschichte, aus: Chirurgische Allgemeine, Heft 10, S. 390-394, Heidelberg 2002
- Künzl, Ernst, Medizin in der Antike. Aus einer Welt ohne Narkose und Aspirin, Stuttgart 2002
- Matthäus, Hartmut, Der Arzt in römischer Zeit, Stuttgart 1989
- Seitz, Gabriele, Badewesen und Hygiene. Bedürfnis und Vergnügen, aus: Archäologisches Landesmuseum Baden-Württemberg(Hrsg.), Imperium Romanum. Roms Provinzen an Neckar, Rhein und Donau, Esslingen am Neckar 2005, S. 356
- Watermann, Rembert Antonius, Mensch und Medizin zwischen Macht und Militär der römischen Kaiserzeit, Frankfurt am Main 1980
- Weber, Marga, Antike Badekultur, München 1996

Internetquellen

- http://imperiumromanum.com/kultur/medizin/medizin_entwicklung_rom_01.htm
- http://de.flavii.de/index.php?flavii=wissen&wissen=zivil&zivil=medizin
- http://geschichtsverein-koengen.de/RoemMedizin.htm
- http://de.wikipedia.org/wiki/Asklepiades_von_Bithynien
- http://www.medicus-romanus.de/Entwicklung.htm
- http://de.wikipedia.org/wiki/Aulus_Cornelius_Celsus
- http://www.madaus.de/Dioskurides.1232.0.html
- http://www.gottwein.de/graeca/lex/d_all01.php#Demokedes
- http://de.wikipedia.org/wiki/Pythagoreer
- http://de.wikipedia.org/wiki/Liste_der_Handwaffen_der_Bundeswehr
- http://de.wikipedia.org/wiki/United_States_Army#Fahrzeuge
- http://de.wikipedia.org/wiki/Zentraler_Sanit%C3%A4tsdienst_der_Bundeswehr
- http://de.wikipedia.org/wiki/Milit%C3%A4rgeschichte
- http://imperiumromanum.com/personen/kaiser/septimiusseverus_01.htm

- http://de.wikipedia.org/wiki/Tetanus
- http://www.umm.de/3203.0.html?PHPSESSID=k0qvgd5q1ucs0g385je8ni9nmgn
  cm5fp
- http://www.bienenschade.de/Honig/apitherapie.htm
- http://www.dw-world.de/dw/article/0,,5498784,00.html
- http://www.medicus-romanus.de/Kunst.htm
- http://de.pons.eu/latein-deutsch/aliptes
- http://de.wikipedia.org/wiki/Geschichte_des_Krankenhauses
- http://www.greysanatomy-news.de/cast/monologe/monologe-staffel-4.htm
  (IV.09 – Ein schwarzer Tag)
- http://www.greysanatomy-news.de/cast/monologe/monologe-staffel-6.html
  (VI.07 – Ein Moment des Friedens)
- http://www.greys-anatomy.com/derek.html
- http://www.medicus-romanus.de/Medici.html

Quellennachweise „Weitere Naturheilmittel"

- Anis	http://geschichtsverein-koengen.de/RoemMedizin.htm
- Basilikum	http://geschichtsvereinkoengen.de/RoemMedizin.htm
- Bilsenkraut	Krause 92
- Bockshornklee	Krause 94
- Dill	Krause 95
- Eisenkraut	Krause 94
- Fenchel	http://geschichtsvereinkoengen.de/RoemMedizin.htm
- Gemeines	
- Johanniskraut	Krause 94
- Koriander	Krause 95
- Mastix (Harz)	Krug 115
- Myrrhe	Krug 116, http://www.klosterfrauheilpflanzenlexikon.de/ index~uuid~6799DDCBA1B0015E25DBDEC8175D288B ~pid~42.htm
- Tausendgüldenkraut	Krause 92
- Thymian	Krause 95

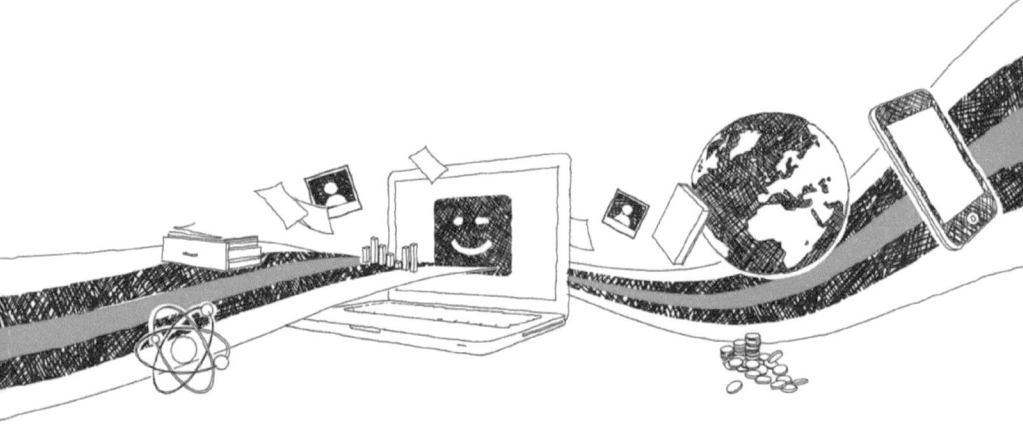
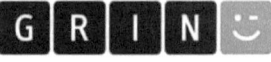